COCINA TRADICIONAL ESPAÑOLA 2021

RECETAS POPULARES Y DELICIOSAS

ROSARIO DEL POTRO

No se permite la reproducción total o parcial de este libro, ni su incorporación a un sistema informático, ni su transmisión en cualquier forma o por cualquier medio, sea éste electrónico, mecánico, por fotocopia, por grabación u otros métodos, sin el permiso previo y por escrito del editor. La infracción de los derechos mencionados puede ser constitutiva de delito contra la propiedad intelectual (Art. 270 y siguientes del Código Penal)

TABLA DE CONTENIDO

COCINA TRADICIONAL ESPAÑOLA 1
RECETAS POPULARES Y DELICIOSAS 1
ROSARIO DEL POTRO 1
CARACOLES CON JAMÓN Y NÍSCALOS 14
    INGREDIENTES 14
    ELABORACIÓN 14
    TRUCO 15
BOLLOS PREÑAOS 17
    INGREDIENTES 17
    ELABORACIÓN 17
    TRUCO 17
CARAMELOS DE FOIE CON CEBOLLA CARAMELIZADA 19
    INGREDIENTES 19
    ELABORACIÓN 19
    TRUCO 19
COCA DE ANCHOAS CON PATÉ DE ACEITUNAS Y ENELDO 20
    INGREDIENTES 20
    ELABORACIÓN 20
    TRUCO 21
CHORICITOS A LA SIDRA CON MIEL Y ROMERO 22
    INGREDIENTES 22
    ELABORACIÓN 22
    TRUCO 22

CARAMELOS DE SALCHICHA Y BACON 23
- **INGREDIENTES** 23
- **ELABORACIÓN** 23
- **TRUCO** 23

CHAMPIÑONES A LA PLANCHA CON GAMBAS Y ACEITE DE CAYENA Y ALBAHACA 26
- **INGREDIENTES** 26
- **ELABORACIÓN** 26
- **TRUCO** 27

CROQUETAS DE MORCILLA Y PERA 28
- **INGREDIENTES** 28
- **ELABORACIÓN** 28
- **TRUCO** 29

CROQUETAS DE BACALAO 30
- **INGREDIENTES** 30
- **ELABORACIÓN** 30
- **TRUCO** 31

CARACOLES EN SALSA 32
- **INGREDIENTES** 32
- **ELABORACIÓN** 32
- **TRUCO** 33

EMPANADILLAS DE ATÚN 34
- **INGREDIENTES** 34
- **ELABORACIÓN** 34
- **TRUCO** 35

CROQUETAS DE GAMBAS AL AJILLO 37

INGREDIENTES 37
ELABORACIÓN 37
TRUCO 38

BROCHETAS DE MOZZARELLA, CHERRY Y ACEITE DE RÚCULA 39
INGREDIENTES 39
ELABORACIÓN 39
TRUCO 39

GILDAS 40
INGREDIENTES 40
ELABORACIÓN 40
TRUCO 40

MASA DE EMPANADA CASERA 42
INGREDIENTES 42
ELABORACIÓN 42
TRUCO 43

CROQUETAS DE POLLO Y HUEVO COCIDO 44
INGREDIENTES 44
ELABORACIÓN 44
TRUCO 45

CROQUETAS DE QUESO AZUL Y NUECES 46
INGREDIENTES 46
ELABORACIÓN 46
TRUCO 47

CROQUETAS DE JAMÓN SERRANO 48
INGREDIENTES 48

ELABORACIÓN 48

TRUCO 49

EMPANADILLAS DE BACALAO CON GAMBAS 51

INGREDIENTES 51

ELABORACIÓN 51

TRUCO 52

FOCACCIA DE ACEITUNAS NEGRAS Y TOMATE SECO ITALIANO 53

INGREDIENTES 53

ELABORACIÓN 53

TRUCO 54

GUACAMOLE MEXICANO 55

INGREDIENTES 55

ELABORACIÓN 55

TRUCO 55

TORTILLA DE ADELA 57

INGREDIENTES 57

ELABORACIÓN 57

TRUCO 58

MORTERUELO DE LA MANCHA 59

INGREDIENTES 59

ELABORACIÓN 59

TRUCO 60

PATATAS ALIOLI 61

INGREDIENTES 61

ELABORACIÓN 61

TRUCO 61
PATÉ DE HÍGADO DE POLLO 63
    INGREDIENTES 63
    ELABORACIÓN 63
    TRUCO 64
PALMERITAS DE HOJALDRE CON PESTO 65
    INGREDIENTES 65
    ELABORACIÓN 65
    TRUCO 65
PAN DE JAMÓN SERRANO CON PASAS 68
    INGREDIENTES 68
    ELABORACIÓN 68
    TRUCO 69
PATATAS BRAVAS 70
    INGREDIENTES 70
    ELABORACIÓN 70
    TRUCO 71
TOSTAS DE GULAS, GAMBAS Y MOZZARELLA 72
    INGREDIENTES 72
    ELABORACIÓN 72
    TRUCO 73
PIMIENTO DEL PIQUILLO CARAMELIZADO 74
    INGREDIENTES 74
    ELABORACIÓN 74
    TRUCO 74
QUICHE LORRAINE 75

    INGREDIENTES 75

    ELABORACIÓN 75

    TRUCO 76

SANGRE ENCEBOLLADA 77

    INGREDIENTES 77

    ELABORACIÓN 77

    TRUCO 77

EMPANADA DE MEJILLONES EN ESCABECHE 78

    INGREDIENTES 78

    ELABORACIÓN 78

    TRUCO 79

TOSTA DE ANCHOA CON MERMELADA DE TOMATE 80

    INGREDIENTES 80

    ELABORACIÓN 80

    TRUCO 81

SORBETE DE TOMATE CON JAMÓN DE PATO Y ALBAHACA 82

    INGREDIENTES 82

    ELABORACIÓN 82

    TRUCO 82

TIGRES 84

    INGREDIENTES 84

    ELABORACIÓN 84

    TRUCO 85

TOSTA DE ANCHOA MARINADA Y PIMIENTO ROJO ASADO 86

INGREDIENTES 86

ELABORACIÓN 86

TRUCO 87

TIMBAL DE JAMÓN SERRANO RELLENO DE CEBOLLETA, MANZANA Y QUESO 88

INGREDIENTES 88

ELABORACIÓN 88

TRUCO 89

PATÉ DE SETAS Y QUESO 90

INGREDIENTES 90

ELABORACIÓN 90

TRUCO 91

TOSTA VEGETAL DE POLLO CON PIÑA A LA PLANCHA 92

INGREDIENTES 92

ELABORACIÓN 92

TRUCO 93

ENSALADA CAMPERA 95

INGREDIENTES 95

ELABORACIÓN 95

TRUCO 96

ENSALADA ALEMANA 97

INGREDIENTES 97

ELABORACIÓN 97

TRUCO 97

ENSALADA DE ARROZ 99

INGREDIENTES 99

ELABORACIÓN 99

TRUCO 99

ENSALADA MIXTA 101

INGREDIENTES 101

ELABORACIÓN 101

TRUCO 102

ENSALADA DE PIPIRRANA CALIENTE CON CHIPIRONES .. 103

INGREDIENTES 103

ELABORACIÓN 103

TRUCO 104

ENSALADA CAPRESE 105

INGREDIENTES 106

ELABORACIÓN 106

TRUCO 106

ENSALADILLA RUSA 107

INGREDIENTES 107

ELABORACIÓN 107

TRUCO 108

ENSALADA DE ALUBIAS BLANCAS CON BEICON Y NARANJA 109

INGREDIENTES 109

ELABORACIÓN 109

TRUCO 110

CARACOLES CON JAMÓN Y NÍSCALOS

INGREDIENTES

500 g de caracoles

500 g de níscalos

200 g de jamón serrano en dados

200 ml de salsa de tomate

1 vaso de vino blanco

1 cucharada de pulpa de pimiento choricero

1 cucharadita de perejil fresco picado

1 hoja de laurel

2 dientes de ajo

1 cebolleta

1 cayena

ELABORACIÓN

Limpiar los caracoles con agua fría y sal hasta que dejen de soltar babas.

Introducirlos en agua fría con sal y contar 8 min desde que empiecen a hervir.

Picar finamente la cebolleta y los ajos. Pochar a fuego bajo junto con el jamón. Añadir los níscalos cortados en trozos y saltear a fuego vivo 2 min.

Bañar con el vino y dejar que reduzca. Agregar la pulpa del pimiento choricero, el tomate y la guindilla. Añadir por último los caracoles y el laurel, y cocer 10 min aproximadamente. Terminar con el perejil picado.

TRUCO

No es necesario añadir en ningún momento sal, ya que los caracoles tienen un sabor fuerte y el jamón ya es salado.

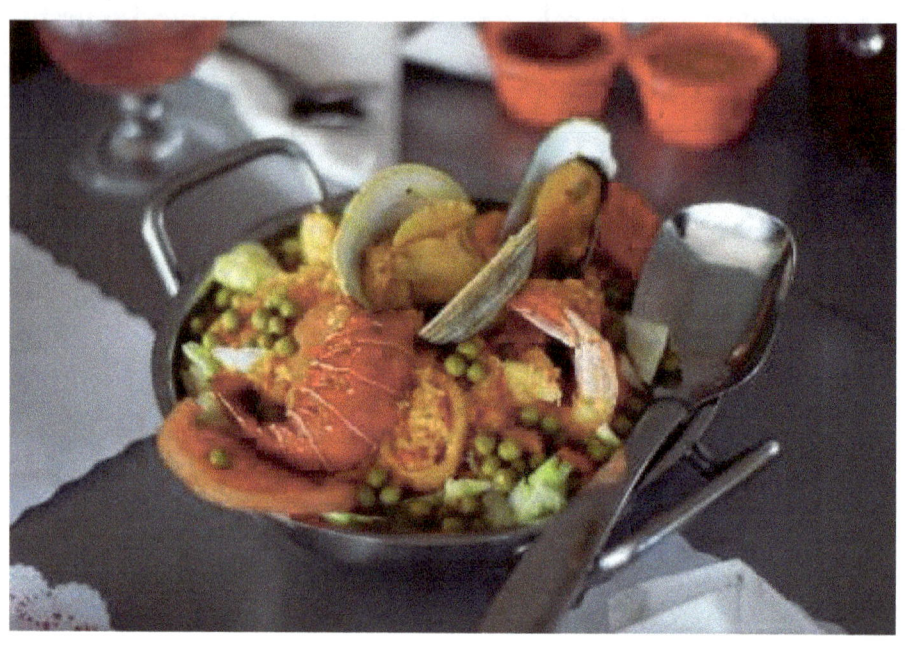

BOLLOS PREÑAOS

INGREDIENTES

500 g de harina fuerte

75 g de mantequilla

25 g de levadura prensada

2 chorizos

1 huevo entero

1 yema de huevo

1 cucharadita de azúcar

Sal

ELABORACIÓN

Hacer un volcán con la harina tamizada. Incorporar en el centro la mantequilla en pomada, el huevo, el azúcar, la levadura, 1 vaso de agua caliente y sal.

Amasar hasta obtener una masa homogénea. Dejar fermentar 40 min cerca de una fuente de calor.

Formar bolitas medianas y meter dentro un trozo de chorizo. Cerrar bien, pintar con la yema y hornear a 210 ºC durante 15 min.

TRUCO

Para que la masa fermente más rápido se puede guardar en una cazuela de barro con agua y hornear a 50 ºC durante 30 min. Debe de taparse bien.

CARAMELOS DE FOIE CON CEBOLLA CARAMELIZADA

INGREDIENTES

4 láminas de pasta brick

8 dados pequeños de foie

2 cucharadas soperas de mantequilla

Cebolla caramelizada (ver apartado Verduras)

Sal y pimienta

ELABORACIÓN

Cortar las láminas de brick en 16 rectángulos. Pintar cada uno con la mantequilla derretida y montarlos poniendo encima de ellos el resto de las capas.

Colocar sobre ellos el foie salpimentado y cerrar en forma de caramelo. Pintar de nuevo con huevo y hornear a 200 ºC hasta que estén ligeramente dorados por fuera. Acompañar con la cebolla caramelizada.

TRUCO

En vez de hornearlos se pueden freír, pero con cuidado porque la pasta brick no debe dorarse en exceso.

COCA DE ANCHOAS CON PATÉ DE ACEITUNAS Y ENELDO

INGREDIENTES

250 g de harina

25 g de nueces

15 g de levadura fresca

125 ml de agua templada

12 anchoas en conserva

1 lata pequeña de aceitunas sin hueso

1 cucharadita de eneldo

1 diente de ajo

125 ml de aceite de oliva

ELABORACIÓN

Tamizar la harina en un bol. Aparte, disolver la levadura en el agua templada.

Hacer un volcán con la harina y echar en su interior el aceite y el agua con la levadura disuelta. Amasar hasta que no se peque en las manos (si fuese necesario, añadir más harina). Dejar que repose tapado durante 30 min.

Mientras, triturar las aceitunas con el diente de ajo, las nueces y el eneldo. Añadir un poco de aceite de oliva y reservar.

Estirar la masa con un rodillo y formar rectángulos regulares de ½ cm de grosor. Colocar papel sulfurizado sobre una placa y hornear a 175 ºC durante 10 min.

Sacar la coca del horno, untar con el paté de aceitunas y colocar encima las anchoas.

TRUCO

Se pueden sustituir las anchoas por bacalao ahumado. Una delicia.

CHORICITOS A LA SIDRA CON MIEL Y ROMERO

INGREDIENTES

750 ml de sidra

150 g de miel

16 choricitos

1 ramita de romero

ELABORACIÓN

Cocer los chorizos, la sidra, la miel y el romero a fuego lento durante 30 min o hasta que la sidra se haya reducido a la mitad.

TRUCO

Para conseguir todavía más sabor, dejar que reposen los choricitos dentro de la sidra durante 24 h.

CARAMELOS DE SALCHICHA Y BACON

INGREDIENTES

10 **salchichas ahumadas**

10 **lonchas de beicon**

10 **rebanadas de pan de molde**

1 **huevo**

ELABORACIÓN

Quitar los bordes de las rebanadas del pan de molde. Estirarlas con un rodillo hasta dejarlas muy finas y cortarlas por la mitad.

Retirar los bordes de las salchichas (se pueden dejar, es por estética) y partirlas en dos mitades. Cortar igualmente las lonchas de beicon.

Pintar la rebanada con huevo por toda la superficie y poner una loncha de beicon procurando que no sobresalga. Colocar la salchicha en una de las puntas del pan y envolver hasta que llegue a la otra punta. Apretar bien para que se pegue y hornear a 175 ºC hasta que el pan esté crujiente.

TRUCO

Se pueden hacer minicaramelos con salchichas pequeñas de cóctel. Lo importante es comerlos inmediatamente para que no se enfríen.

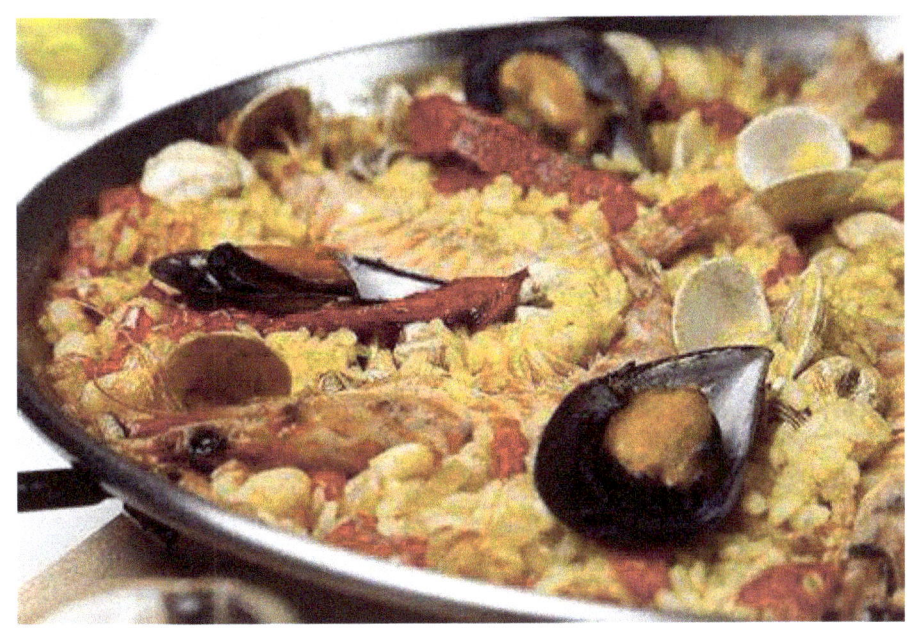

CHAMPIÑONES A LA PLANCHA CON GAMBAS Y ACEITE DE CAYENA Y ALBAHACA

INGREDIENTES

250 g de champiñones

250 g de gambas peladast

12 hojas de albahaca fresca

3 dientes de ajo

1 cayena

Aceite de oliva

Sal

ELABORACIÓN

Quitar el tronco de los champiñones, pelarlos y limpiarlos, y picar finamente los ajos.

Dorar en una sartén caliente junto con los ajos los champiñones (primero boca abajo) durante 2 min por cada lado. Retirar. Dorar ligeramente las gambas en el mismo aceite.

Aparte, triturar la albahaca y la cayena con un poco de aceite.

Montar las gambas encima de los champiñones y poner a punto de sal. Salsear con el aceite de albahaca.

TRUCO

También se pueden hacer al horno durante 5 min a 210 ºC y terminar con una loncha de queso manchego.

CROQUETAS DE MORCILLA Y PERA

INGREDIENTES

200 g de morcilla

120 g de mantequilla

120 g de harina

1 l de leche

2 peras de conferencia

Harina, huevo y pan rallado (para rebozar)

Nuez moscada

Aceite de oliva

Sal y pimienta

ELABORACIÓN

Pelar, cortar en trozos pequeños y descorazonar las peras. Reservar.

Dorar la morcilla en un poco de aceite hasta que se desmenuce. Agregar las peras y sofreír 2 min.

Derretir en la misma sartén la mantequilla, incorporar la harina y rehogar a fuego lento 10 min. Añadir de golpe la leche y, sin parar de remover, cocer otros 45 min más. Sazonar con sal, pimienta y nuez moscada.

Poner la masa en una bandeja y dejar enfriar del todo. Dividir en las porciones deseadas y darles forma. Pasarlas por harina, huevo y pan rallado, y freír en abundante aceite.

TRUCO

Una vez que las croquetas están empanadas se pueden congelar. Lo único que hay que hacer antes de freírlas es volverlas a pasar por pan rallado.

CROQUETAS DE BACALAO

INGREDIENTES

200 g de bacalao desalado

120 g de mantequilla

120 g de harina

1 l de leche

Harina, huevo y pan rallado (para rebozar)

Nuez moscada

Aceite de oliva

Sal y pimienta

ELABORACIÓN

Cocer el bacalao en la leche durante 5 min a fuego lento. Colar, reservar la leche y desmenuzar el bacalao en trozos pequeños.

Derretir en una sartén la mantequilla, añadir la harina y rehogar a fuego lento 10 min.

Añadir de golpe la leche y sin parar de remover cocer a fuego lento 40 min más. Agregar el bacalao y cocer otros 5 min. Salpimentar y echar un poco de nuez moscada.

Poner la masa en una bandeja y dejar enfriar del todo. Dividir en las porciones deseadas y darles forma. Pasarlas por harina, huevo y pan rallado y freír en abundante aceite.

TRUCO

Cuidado con el punto de sal, ya que el bacalao tiene bastante.

CARACOLES EN SALSA

INGREDIENTES

1 **kg de caracoles**

50 **g de jamón serrano cortado en trozos pequeños**

2 **tomates grandes**

2 **dientes de ajo pequeños**

1 **hoja de laurel**

1 **cebolla grande**

1 **cayena**

Azúcar

Aceite de oliva

Sal

ELABORACIÓN

Limpiar los caracoles con agua y sal durante 5 min. Escurrir y repetir la operación 3 veces.

Cocer los caracoles desde agua fría y, al primer hervor, escurrir. Repetir la operación 3 veces.

Cocer los caracoles 20 min con una hoja de laurel.

Cortar en trozos pequeños la cebolla, la cayena y los ajos. Rehogar todo en una cazuela a fuego lento junto con el jamón. Incorporar los tomates rallados y cocinar a fuego medio hasta que el tomate pierda toda el agua. Rectificar de sal y de azúcar si fuera necesario.

Incorporar los caracoles y cocer 5 min a fuego lento.

TRUCO

Es importantísima la limpieza de los caracoles. De otro modo, aparecerán malos sabores.

EMPANADILLAS DE ATÚN

INGREDIENTES

200 g de harina

100 g de atún en aceite

½ dl de vino blanco

3 cucharadas de salsa de tomate

1 pimiento verde pequeño

1 cebolleta pequeña

1 huevo cocido

½ dl de aceite de oliva

Sal

ELABORACIÓN

Hacer un volcán con la harina tamizada y echar en su interior el vino, el aceite y la sal. Amasar hasta obtener una masa homogénea y reservar 20 min en el frigorífico.

Mientras, cortar la cebolleta y el pimiento en trozos pequeños. Rehogarlos a fuego lento durante 10 min e incorporar la salsa de tomate, el huevo partido en trocitos y el atún desmigado. Cocinar 2 min más y reservar hasta que la masa se enfríe.

Luego, estirarla finamente sobre una superficie enharinada para que no se pegue y darle forma redonda. Rellenar cada empanadilla con una cucharada del atún. Humedecer los bordes, cerrar y presionar con un tenedor hasta que quede bien sellado.

Freír en abundante aceite y escurrir sobre papel absorbente.

TRUCO

Para reducir las calorías, hornear a 190 ºC hasta que estén doradas.

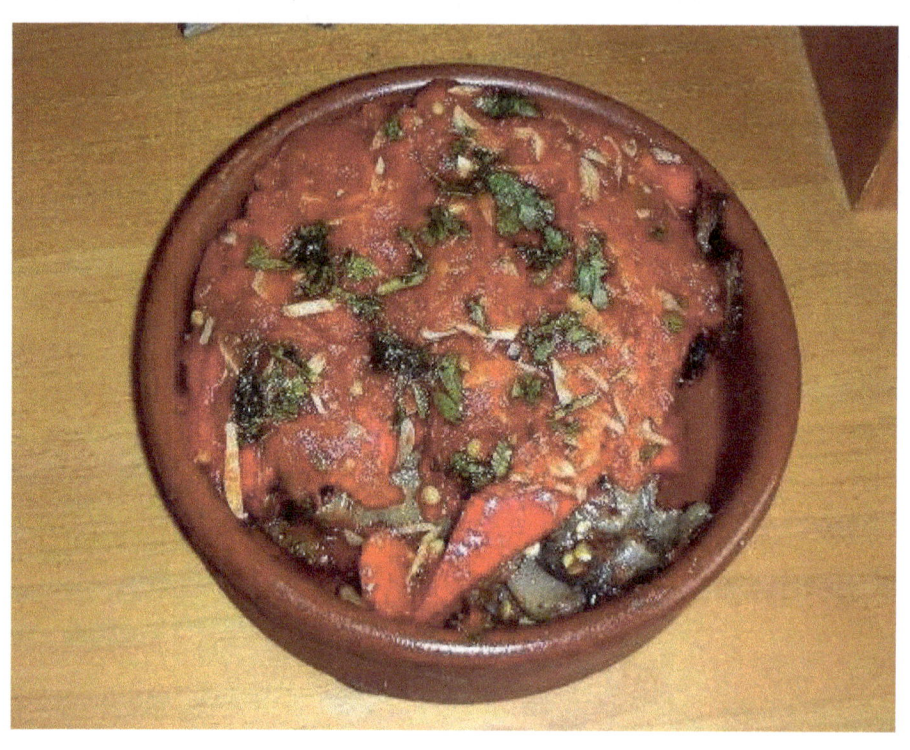

CROQUETAS DE GAMBAS AL AJILLO

INGREDIENTES

200 g de gambas

120 g de mantequilla

120 g de harina

1 l de leche

2 dientes de ajo

Harina, huevo y pan rallado (para rebozar)

Nuez moscada

Aceite de oliva

Sal y pimienta

ELABORACIÓN

Rehogar en una olla a fuego lento los ajos cortados en dados junto a la mantequilla durante 5 min.

Pelar las gambas y picarlas. Añadirlas a la sartén y sofreír 30 s. Incorporar la harina y seguir rehogando a fuego lento 10 min más.

Añadir de golpe la leche y, sin parar de remover, cocer otros 45 min. Sazonar con sal, pimienta y nuez moscada.

Poner la masa en una bandeja y dejar enfriar del todo. Dividir en las porciones deseadas y darles forma. Pasarlas por harina, huevo y pan rallado, y freír en abundante aceite.

TRUCO

Se puede sustituir la leche por un buen caldo hecho con las cabezas y las carcasas de las gambas.

BROCHETAS DE MOZZARELLA, CHERRY Y ACEITE DE RÚCULA

INGREDIENTES

16 **bolitas de mozzarella**

16 **tomates cherry**

1 **puñado pequeño de rúcula fresca**

1 **cucharada de nueces picadas**

Aceite de oliva

ELABORACIÓN

Poner agua a hervir, echar los tomates y cocerlos durante 30 s. Sacar y enfriar en agua y hielo.

Pelar los cherry y montar las brochetas con ellos y el queso.

Triturar en un poco de aceite la rúcula y las nueces y servir esta salsa sobre las brochetas.

TRUCO

Al escaldar los tomates se pelarán muy fácilmente y la textura será muy agradable y tierna.

GILDAS

INGREDIENTES

16 **aceitunas negras sin hueso**

16 **guindillas**

16 **anchoas**

8 **pimientos del piquillo**

ELABORACIÓN

Preparar dieciséis brochetas intercalando las aceitunas, las guindillas, las anchoas y los pimientos del piquillo.

TRUCO

Este es un aperitivo muy típico en Euskadi. Las mejores guindillas son las de los pueblos de Guipúzcoa, y las mejores anchoas, las de Santoña.

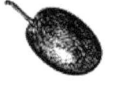

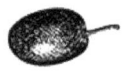

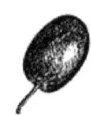

MASA DE EMPANADA CASERA

INGREDIENTES

1 **vaso de vino**

1 **vaso de leche**

2 **yemas de huevo**

Harina

1 **vaso de aceite de oliva o de girasol**

Sal

ELABORACIÓN

Batir todos los líquidos y la sal con unas varillas. Incorporar poco a poco harina hasta que la masa no se quede pegada en las manos. Dividir la masa en dos mitades y estirar ambas con un rodillo hasta que queden bien finas.

Forrar una bandeja con papel sulfurizado y colocar en ella una de las capas de masa. Pinchar la superficie con un tenedor y rellenar con lo que se desee (que deberá estar frío).

Poner la otra capa de masa por encima, pinchar también con un tenedor y hacer un corte en el centro para que salgan los vapores. Cerrar los bordes y pintar con las yemas batidas.

Precalentar el horno a 190 ºC y hornear durante 25 min o hasta que la superficie esté bien dorada.

TRUCO

Se puede utilizar cualquier clase de vino: blanco, tinto, dulce, etc. También se pueden incorporar a la masa especias como, por ejemplo, un buen pimentón.

CROQUETAS DE POLLO Y HUEVO COCIDO

INGREDIENTES

120 g de mantequilla

120 g de harina

1 l de leche

1 pechuga de pollo

2 huevos duros

Harina, huevo y pan rallado (para rebozar)

Nuez moscada

Aceite de oliva

Sal y pimienta

ELABORACIÓN

Cocer la pechuga durante 12 min, refrescar y cortar en trozos pequeños.

Derretir en una sartén la mantequilla, añadir la harina y rehogar a fuego lento 10 min. Añadir de golpe la leche y sin parar de remover cocer otros 40 min. Incorporar los huevos cocidos cortados en trocitos y el pollo. Seguir cocinando otros 5 min.

Sazonar con sal, pimienta y nuez moscada.

Poner la masa en una bandeja y dejar enfriar del todo. Dividir en las porciones deseadas y darles forma. Pasarlas por harina, huevo y pan rallado y freír en abundante aceite.

TRUCO

Se puede sustituir parte de la leche por el caldo resultante de la cocción del pollo.

CROQUETAS DE QUESO AZUL Y NUECES

INGREDIENTES

120 g de mantequilla

120 g de harina

100 g de queso azul

1 l de leche

1 puñado de nueces partidas en cuartos

Harina, huevo y pan rallado (para rebozar)

Nuez moscada

Aceite de oliva

Sal y pimienta

ELABORACIÓN

Derretir en una sartén la mantequilla, añadir la harina y rehogar a fuego lento 10 min. Añadir de golpe la leche y el queso y sin parar de remover cocer a fuego lento 45 min más. Sazonar con sal, pimienta y nuez moscada.

Poner la masa en una bandeja y dejar enfriar del todo. Dividir en las porciones deseadas y darles forma. Introducir en cada croqueta un cuarto de nuez. Pasarlas por harina, huevo y pan rallado y freír en abundante aceite.

TRUCO

Probar la masa de las croquetas antes de añadir sal, ya que el queso aporta bastante salinidad.

CROQUETAS DE JAMÓN SERRANO

INGREDIENTES

130 g de mantequilla

120 g de jamón serrano

120 g de harina

1 l de leche

Harina, huevo y pan rallado (para rebozar)

Nuez moscada

Aceite de oliva

Sal y pimienta

ELABORACIÓN

Picar finamente el jamón serrano y rehogarlo junto con la mantequilla durante 5 min a fuego lento. Añadir la harina y cocinar otros 10 min sin dejar de remover.

Incorporar la leche y cocer 45 min más. Seguir removiendo. Sazonar con sal, pimienta y nuez moscada. Una vez obtenida una masa homogénea, dejar enfriar.

Dividir la masa en las porciones deseadas y hacer croquetas. Enharinar, pasarlas por huevo y pan rallado, y freír en abundante aceite.

TRUCO

Es preferible dar forma a las croquetas al día siguiente de hacer la masa. De esta forma se evita que se rompan al freírlas.

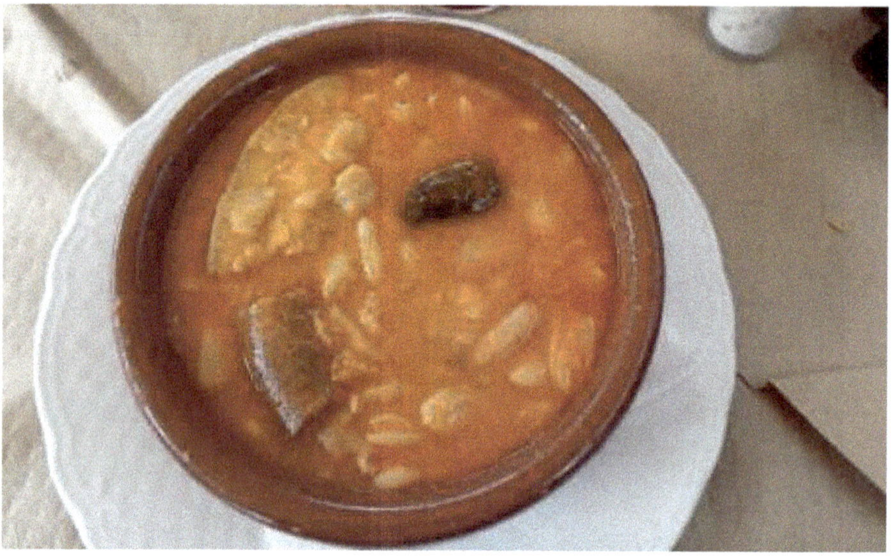

EMPANADILLAS DE BACALAO CON GAMBAS

INGREDIENTES

200 g de harina

150 g de bacalao desalado

75 g de gambas peladas

½ dl de oporto

3 cucharadas de salsa de tomate

1 cucharada de pasas

1 cucharadita de pimentón picante

1 pimiento verde pequeño

1 cebolleta pequeña

Aceite de oliva

Sal

ELABORACIÓN

Hacer un volcán con la harina tamizada y añadir en su interior el oporto, ½ dl de aceite, el pimentón y la sal. Amasar hasta obtener una masa homogénea y reservar 20 min en el frigorífico.

Mientras, cortar la cebolleta y el pimiento en trozos pequeños. Rehogar a fuego lento durante 10 min. Subir el fuego y agregar entonces el bacalao desmigado y las gambas. Cocinar 1 min más e incorporar ahora la salsa de tomate, las pasas y rehogar otros 2 min. Reservar hasta que se enfríe.

Estirar la masa en una superficie enharinada hasta que quede muy fina y darle forma redonda. Poner 1 cucharada del relleno del bacalao. Humedecer los bordes, cerrar y presionar con un tenedor hasta que quede bien sellado.

Freír en abundante aceite y escurrir sobre papel absorbente.

TRUCO

Hay que rellenar la masa cuando esté fría. En caso contrario, se humedecerá demasiado y no quedará crujiente ni dorada.

FOCACCIA DE ACEITUNAS NEGRAS Y TOMATE SECO ITALIANO

INGREDIENTES

250 g de harina blanca de fuerza

200 g de tomates secos

25 g de levadura fresca

125 ml de agua templada

15 aceitunas negras

1 cucharadita de azúcar

1 cucharadita de harina

Tomillo

Aceite de oliva

Sal

ELABORACIÓN

Mezclar la levadura con el azúcar en un bol pequeño. Añadir 1 cucharadita de harina y un chorrito de agua templada. Mezclar bien y dejar fermentar unos 10 min.

Mezclar en otro bol la harina de fuerza, 1 cucharadita de sal y 2 cucharadas de aceite. Incorporar la levadura fermentada y añadir poco a poco el resto del agua hasta obtener una masa que se despegue de las manos. Cubrir con un trapo y dejar que doble su volumen durante más o menos 1 h.

Estirar la masa con un rodillo y colocarla en una bandeja de horno. Marcar con los dedos toda su superficie y repartir por encima los tomates, las aceitunas y tomillo. Regar con aceite de oliva y dejar fermentar de nuevo otros 30 min hasta que doble su volumen.

Precalentar el horno a 200 ºC y hornear la focaccia durante 20 min. Ya fuera del horno, rociar con un chorrito de aceite de oliva virgen y servir templada.

TRUCO

A la focaccia se le puede añadir casi cualquier ingrediente porque está buenísima con todo. Lo importante es que la fermentación se haga en un lugar cálido.

GUACAMOLE MEXICANO

INGREDIENTES

2 **aguacates maduros**

1 **tomate**

1 **cebolleta**

1 **cucharada de zumo de limón o lima**

½ **cucharadita de comino molido**

Tabasco

3 **cucharadas aceite de oliva**

ELABORACIÓN

Trocear finamente los aguacates, la cebolleta y el tomate. Ponerlo todo en un bol y añadir el comino, el zumo de limón, el aceite y unas gotas de tabasco.

Aplastar con un tenedor hasta conseguir una crema homogénea pero con trocitos.

TRUCO

Para evitar que el guacamole se oxide, reservar en el frigorífico tapado y con los huesos del aguacate dentro.

TORTILLA DE ADELA

INGREDIENTES

800 g de patatas para freír

7 huevos grandes

3 chorizos

Aceite de oliva virgen

Sal

ELABORACIÓN

Pelar las patatas y cortarlas a lo largo en cuartos, y estos a su vez en rodajas finas.

Calentar el aceite a temperatura media e incorporar las patatas. Freír hasta que estén casi blandas. Añadir los chorizos en trozos pequeños y continuar friendo hasta que las patatas estén ligeramente doradas.

Batir los huevos y sazonar con sal. Escurrir bien las patatas y los chorizos, y añadírselos a los huevos batidos. Rectificar de sal.

Calentar muy bien una sartén y poner 3 cucharadas del aceite de freír las patatas. Echar a la sartén la mezcla de huevos y patatas, remover 15 s a fuego fuerte y darle la vuelta con un plato.

Volver a calentar la sartén y poner 2 cucharadas de aceite de freír las patatas. Echar la tortilla y dorar a fuego fuerte otros 15 s.

TRUCO

Para evitar que la tortilla se pegue a la sartén, hay que calentar esta muy bien antes de añadir el aceite y la tortilla.

MORTERUELO DE LA MANCHA

INGREDIENTES

1 **perdiz**

½ **liebre**

¼ **de gallina**

300 **g de panceta**

250 **g de jamón serrano**

250 **g de hígado de cerdo**

100 **g de pan rallado**

1 **cucharadita de pimentón**

1 **punta de clavo molido**

1 **punta de canela**

Aceite de oliva

Sal y pimienta

ELABORACIÓN

Cocer durante 3 h en una olla tapada todas las carnes con sal. Colar y reservar el caldo de la cocción.

Desmigar las carnes y quitar los huesos y la piel. Picar finamente y rehogar con un chorro de aceite durante 5 s.

Incorporar 1 vaso del caldo de la cocción, el pan rallado, las especias, sal, pimienta y las carnes. Cocinar a fuego lento durante 20 min sin dejar de remover (Agregar más caldo si se

hubiera consumido). Rectificar de sal y pimienta, y servir bien caliente.

TRUCO

Las carnes se deben cocer desde agua fría y hay que retirar todas las impurezas que afloran en el primer hervor.

PATATAS ALIOLI

INGREDIENTES

500 g de patatas

6 dientes de ajo

Vinagre

½ l de aceite de oliva suave

Sal

ELABORACIÓN

Majar en el mortero los ajos con sal hasta conseguir una pasta. Agregar poco a poco el aceite sin dejar de remover con el brazo del mortero hasta tener una salsa espesa. Rectificar con un chorrito de vinagre.

Pelar y cortar las patatas en trozos medianos regulares y cocerlos desde agua fría con sal hasta que estén blandas. Retirarlas y dejarlas enfriar. Salar las patatas y mezclar con el alioli.

TRUCO

Si se añade una yema de huevo durante el majado del ajo, resultara más fácil hacer la salsa. Y si se añaden unas hojas de albahaca cortadas finamente, el sabor será increíble.

PATÉ DE HÍGADO DE POLLO

INGREDIENTES

1 kg de hígados de pollo

500 g de cebollas

200 g de beicon ahumado

60 g de mantequilla

1 copa de brandi

1 copa de vino tinto

6 huevos

1 hoja de laurel

1 rama de tomillo

Harina

Aceite de oliva

Sal y pimienta

ELABORACIÓN

Limpiar perfectamente los hígados en agua. Rehogar a fuego medio la cebolla cortada en juliana y el beicon durante 10 min.

Subir el fuego e incorporar los hígados, las hierbas, el vino y el brandi. Cocinar hasta que los alcoholes se reduzcan casi del todo. Retirar el laurel y triturar junto con la mantequilla derretida y los huevos.

Engrasar y enharinar un molde. Echar la masa y hornearla al baño maría a 175 ºC durante 40 min o hasta que al pincharla con una aguja esta salga limpia.

TRUCO

Partir en juliana significa cortar en tiras finas.

PALMERITAS DE HOJALDRE CON PESTO

INGREDIENTES

50 g de albahaca fresca

25 g de piñones

25 g de parmesano

1 plancha de hojaldre

Aceite de oliva

Sal

ELABORACIÓN

Batir la albahaca, los piñones, el parmesano y sal con un poco de aceite hasta que la mezcla quede espesa.

Estirar la plancha de hojaldre y rellenar con el pesto. Cerrar desde los laterales enrollándolo simultáneamente hasta que los rollos se encuentren en el centro. Reservar en el frigorífico.

Precalentar el horno a 200 ºC. Cortar las palmeritas y hornearlas hasta que estén doradas.

TRUCO

Se pueden rellenar de morcilla o jamón de York y queso. Es un aperitivo perfecto.

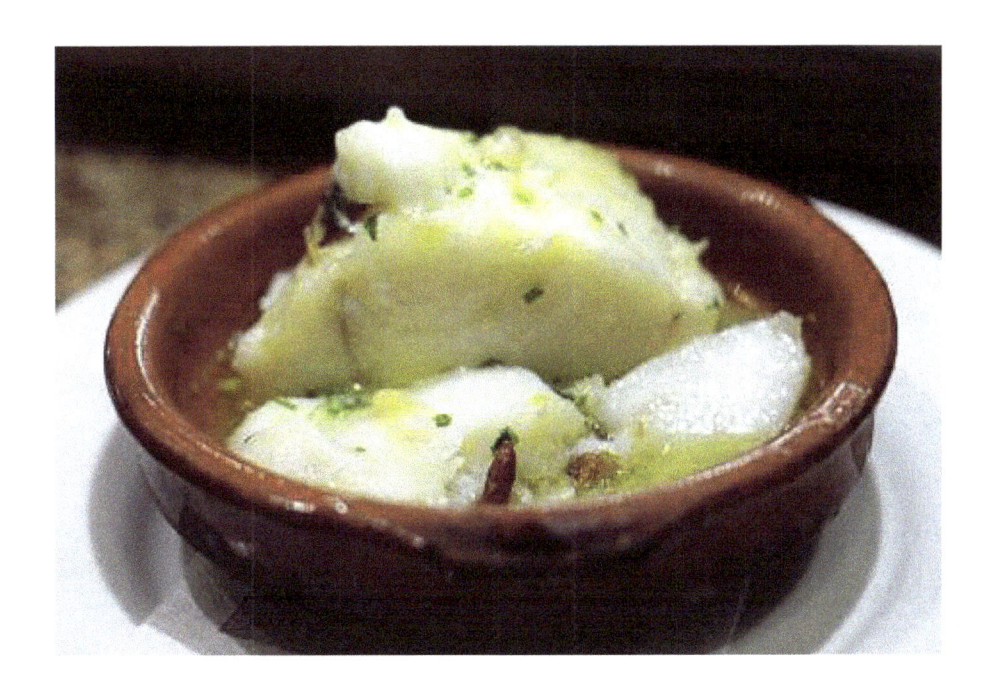

PAN DE JAMÓN SERRANO CON PASAS

INGREDIENTES

500 g de harina fuerte

150 g de jamón serrano

100 g de mantequilla

50 g de pasas

20 g de levadura prensada

120 ml de leche

1 cucharada de azúcar

1 huevo

ELABORACIÓN

Echar el azúcar y la levadura a la leche templada. Dejar fermentar durante 15 min.

Hacer un volcán con la harina y añadir la mantequilla derretida, el huevo y la mezcla anterior. Amasar hasta obtener una masa homogénea y dejar que repose 1 h.

Extender la masa con un rodillo y poner encima el jamón y las pasas. Enrollar como si fuera un brazo de gitano y hornear a 180 ºC durante 20 o 25 min.

TRUCO

También se puede rellenar con salmón, beicon y queso, atún, etc.

PATATAS BRAVAS

INGREDIENTES

1 **kg de patatas**

750 **g de tomate frito**

3 **cucharadas soperas de vinagre**

1 **vasito vino blanco**

10 **guindillas (según gustos)**

10 **almendras crudas**

5 **rebanadas de pan**

3 **dientes de ajo**

1 **cebolla**

Azúcar

Aceite de oliva

Sal

ELABORACIÓN

Dorar en una sartén los ajos enteros. Retirar y reservar. En el mismo aceite, sofreír las almendras y retirar. Luego, rehogar el pan y reservar.

Pochar en ese mismo aceite la cebolla cortada en juliana junto con las guindillas. Cuando esté blanda, bañar con el vinagre y el vino blanco. Dejar que reduzca durante 3 min a fuego fuerte e incorporar el tomate, los ajos, las almendras y el pan. Guisar 5 min, triturar y, si fuera necesario, rectificar de sal y azúcar.

Pelar y cortar las patatas en trozos medianos regulares. Cocer desde agua fría con sal hasta que estén tiernas pero ligeramente enteras. Colar y dejar que se enfríen.

Freír las patatas con aceite muy caliente hasta que estén doradas. Retirar el exceso de aceite sobre papel absorbente y salsear con la salsa brava.

TRUCO

Se pueden saltear las patatas ya fritas con un poco de salsa brava. Así se consigue que se impregnen bien.

TOSTAS DE GULAS, GAMBAS Y MOZZARELLA

INGREDIENTES

8 **rebanadas de pan**

125 **g de gulas**

60 **g de gambas peladas**

8 **rodajas de queso mozzarella**

4 **hojas de albahaca**

1 **tomate grande**

1 **diente de ajo**

1 **cayena**

Aceite de oliva

ELABORACIÓN

Tostar el pan. Dorar ligeramente el ajo y la cayena cortados en trozos pequeños, incorporar las gulas y rehogar 2 min. Poner a punto de sal.

Pelar, despepitar y cortar el tomate en trozos pequeños. Picar finamente la albahaca.

Poner sobre el pan la mozzarella, luego las gulas y hornear a 190 ºC hasta que el queso esté fundido. Sacar y poner por encima el tomate y la albahaca picada.

Terminar con un chorrito de aceite.

TRUCO
Se puede cambiar las gulas por unas sardinas en conserva.

PIMIENTO DEL PIQUILLO CARAMELIZADO

INGREDIENTES

- 1 lata de pimientos del piquillo
- 125 g de vinagre de Módena
- 65 g de azúcar

ELABORACIÓN

Cocer el vinagre, el azúcar y los pimientos a fuego lento durante 35 min. Dejar que se enfríe hasta que tenga una textura ligeramente densa. Si no queda así, cocer otros 5 min. Si queda muy espesa, añadir un poco más de vinagre y cocer 3 min más.

TRUCO

Es un acompañamiento perfecto del queso de cabra.

QUICHE LORRAINE

INGREDIENTES

250 g de harina

225 g de queso gruyere o parmesano

225 g de beicon ahumado

125 g de mantequilla

¼ l de nata

4 huevos

Sal y pimienta

ELABORACIÓN

Formar un volcán con la harina y poner en el centro la mantequilla ablandada, 2 huevos y sal. Mezclar bien y amasar suave y lentamente los ingredientes. Reservar en el frigorífico tapado con film transparente.

Estirar la masa con un rodillo hasta darle un grosor de ½ cm. Enharinar y engrasar un molde. Forrar este con la masa cuidando de que no se rompa. Pinchar con un tenedor el fondo.

Batir aparte los otros 2 huevos con la nata, sal y pimienta. Incorporar el beicon cortado en tiras finas y el queso rallado. Verterlo sobre el molde.

Hornear el quiche a 170 ºC durante 40 min o hasta que al pincharlo en el centro con una aguja esta salga completamente limpia.

TRUCO

Se puede preparar en pequeños moldes y realizar así exquisitos aperitivos.

SANGRE ENCEBOLLADA

INGREDIENTES

- 1 kg de sangre
- 1 dl de vino blanco
- 1 cucharada de perejil picado
- 1 cebolla grande
- 4 tomates
- 1 cayena
- Aceite de oliva

ELABORACIÓN

Pochar la cayena y la cebolla cortada en juliana fina hasta que esta quede blanda. Incorporar los tomates rallados y cocinar hasta que se evapore el agua del tomate.

Echar la sangre en dados y bañar con el vino. Cocer 15 min a fuego lento y sazonar con sal. Añadir el perejil picado y remover.

TRUCO

Se pueden añadir durante la cocción un clavo de olor y una rama de romero.

EMPANADA DE MEJILLONES EN ESCABECHE

INGREDIENTES

750 g de harina de fuerza

4 latas de mejillones en escabeche

1 botellín de cerveza

1 cucharada de pimentón

2 dientes de ajo

1 hoja de laurel

1 pimiento verde

1 pimiento rojo

1 huevo

1 cebolla

200 ml de aceite de oliva

Sal

ELABORACIÓN

Hacer un volcán con la harina e incorporar en el centro la cerveza, el pimentón, el aceite y la sal. Amasar hasta que no se nos pegue en las manos (si queda muy seca, añadir un poco más de cerveza y seguir amasando. Si sucede lo contrario, incorporar un poco más de harina). Dejar reposar tapado 30 min.

Mientras, picar en tiras finas la cebolla, los pimientos y los ajos. Pochar a fuego lento unos 15 min. Incorporar la hoja de laurel y añadir los mejillones escurridos, remover y dejar enfriar. Rectificar de sal.

Dividir la masa en dos mitades y estirarlas con un rodillo. Colocar en una bandeja papel sulfurizado. Repartir el relleno por la base dejando 2 cm en los bordes. Cerrar con la tapa, sellar los bordes y hacer un agujero en el centro. Pintar con huevo batido y hornear durante 1 h o hasta que la superficie esté dorada.

TRUCO

Se le puede añadir berberechos, almejas, pulpo, etc. El agujero en el centro es importante ya que sirve para que el vapor que se produce en su interior salga y así la masa quede crujiente.

TOSTA DE ANCHOA CON MERMELADA DE TOMATE

INGREDIENTES

16 **anchoas**

500 **g de tomates**

100 **g de azúcar**

4 **rebanadas de pan**

4 **hojas de albahaca**

1 **clavo de olor**

½ **limón**

Jengibre en polvo

Aceite de oliva

ELABORACIÓN

Pelar y despepitar el tomate. Cortarlo en trozos pequeños, juntar con el azúcar, la ralladura del limón, el clavo de olor y una pizca de jengibre.

Cocinar a fuego lento durante 15 min hasta que quede una salsa espesa. Reservar hasta que esté fría.

Tostar el pan en el horno, en un grill o en la tostadora. Untar con la mermelada de tomate, poner 2 anchoas por encima y decorar con albahaca fresca.

TRUCO

Se puede hacer también con ventresca de atún, con jamón ibérico e incluso con caballa.

SORBETE DE TOMATE CON JAMÓN DE PATO Y ALBAHACA

INGREDIENTES

1 kg de tomates maduros

50 g de jamón de pato

50 ml de caldo de pollo

4 hojas de albahaca

½ diente de ajo

125 ml de aceite de oliva

Sal y pimienta

ELABORACIÓN

Lavar los tomates y cortarlos en cuartos. Triturarlos junto con el ajo, el caldo de pollo, las hojas de albahaca y el aceite. Sazonar con un poco de sal.

Pasar por un chino y congelar durante 3 h. Sacar cada 20 min y raspar todo con un tenedor.

Servir en chupitos o en copas de cóctel con el jamón de pato por encima.

TRUCO

También se puede añadir un chorrito de vodka.

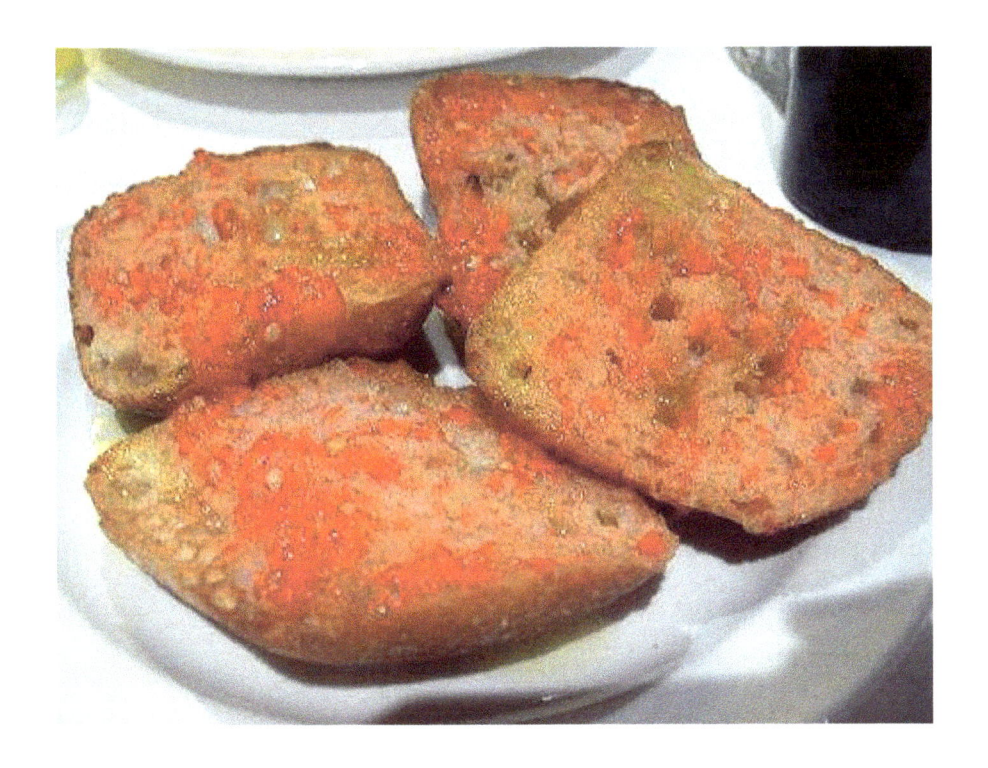

TIGRES

INGREDIENTES

1 ½ kg de mejillones limpios frescos con su concha

300 g del agua de cocer los mejillones

300 g de leche

250 g de gambas peladas

1 vasito de vino blanco

3 cucharadas colmadas de harina

1 brik pequeño de tomate frito

3 dientes de ajo

2 cebollas

1 pimiento rojo

½ cayena picada picante

Harina, huevo y pan rallado (para rebozar)

Nuez moscada

Aceite de oliva

Sal y pimienta

ELABORACIÓN

Cocer los mejillones tapados desde agua fría hasta que se abran. Sacarlos de su concha y picar. Colar el caldo y reservar una de las valvas.

Cortar en trozos pequeños y pochar a fuego lento las verduras sin que tomen color. Agregar las gambas picadas, rehogarlas a fuego fuerte durante 3 min y bañar con el vino. Dejar que reduzca e incorporar 4 cucharadas soperas de tomate y la cayena picada. Añadir después los mejillones y la harina, y rehogar 3 min más.

Mezclar el caldo de los mejillones con la leche e incorporarlo también. Remover constantemente durante 5 min hasta obtener una besamel sin grumos. Rectificar de sal, pimienta y nuez moscada. Cuando la masa esté fría, rellenar las conchas reservadas, pasar por harina, huevo y pan rallado, y freír en abundante aceite.

TRUCO

Si se reboza con cereales desmigados se consigue un empanado mucho más crujiente.

TOSTA DE ANCHOA MARINADA Y PIMIENTO ROJO ASADO

INGREDIENTES

4 **rebanadas de pan de chapata**

500 **g de boquerones**

250 **g de azúcar**

1 **bote pequeño de aceitunas negras**

1 **pimiento rojo**

Aceite de oliva

250 **g de sal gruesa**

ELABORACIÓN

Limpiar los boquerones, retirando espinas, tripas y cabezas. Separar los lomos y revisar bien para que no quede ninguna espina.

Unir la sal y el azúcar. Poner la mitad de base sobre una bandeja, extender sobre esta mezcla los boquerones y cubrir con el resto. Dejar enfriar en el frigorífico durante 1 h.

Mientras, hornear el pimiento a 160 ºC 1 h aproximadamente. Dejar que se enfríe, pelar y cortar en tiras finas.

Sacar los boquerones de la sal y limpiarlos bajo un chorro de agua.

Tostar los panes y montar encima la tira de pimiento y la anchoa. Triturar las aceitunas sin hueso con un poco de aceite y salsear por encima.

TRUCO

Se puede a hacer la misma receta utilizando sardinas.

TIMBAL DE JAMÓN SERRANO RELLENO DE CEBOLLETA, MANZANA Y QUESO

INGREDIENTES

4 **lonchas de jamón serrano**

¼ **de manzana ácida (verde intensa, granny smith...)**

4 **cucharadas de azúcar**

2 **cucharaditas de jengibre y canela**

1 **cucharadita de clavo molido**

1 **tarrina pequeña de queso fresco tipo Philadelphia**

1 **rulo pequeño de queso de cabra**

1 **cebolleta pequeña**

1 **lata de tomate triturado**

ELABORACIÓN

Cocer el tomate triturado, el azúcar, el jengibre y la canela y el clavo molido. Probar y rectificar de azúcar y de especias si fuera necesario. Reservar esta mermelada durante 25 min.

Mientras, forrar un vaso con film transparente y este a su vez forrarlo con las lonchas de jamón serrano.

Picar en trocitos finos la manzana y la cebolleta, y mezclar con el queso de cabra y el fresco. Rellenar con esta mezcla el jamón serrano. Cerrar con film transparente, hacer una bola y reservar en frío.

Cuando se vaya a servir, quitar el papel y cocinar a la plancha por todos los lados. Acompañar con la mermelada fría.

TRUCO

Es un entrante o aperitivo que sorprenderá a cualquier invitado. Es delicioso caliente, recién sacado de la plancha.

PATÉ DE SETAS Y QUESO

INGREDIENTES

400 g de setas

70 g de queso de cabra

40 g de mantequilla

½ vaso de nata para montar

1 cucharadita de harina

1 cucharadita de brandi

2 yemas de huevo

1 cebolla

Cebollino o perejil picado

ELABORACIÓN

Picar finamente las setas y la cebolla, y rehogarlas hasta que se consuma completamente el agua.

Batir con unas varillas las yemas con la nata, la harina, el brandi y el cebollino. Incorporar las setas y la cebolla rehogadas y seguir batiendo. Calentar y llevar a ebullición.

Luego, y ya fuera del fuego, agregar el queso y cocinar hasta que se derrita. Guardar en moldes y reservar en el frigorífico al menos durante 2 h.

TRUCO

Se pueden añadir nueces o pistachos al paté. Aportarán un sabor y un crujiente insuperables.

TOSTA VEGETAL DE POLLO CON PIÑA A LA PLANCHA

INGREDIENTES

8 rebanadas de pan

40 g de diferentes lechugas

40 g de queso manchego en dados

1 pechuga de pollo pequeña

4 cucharadas de salsa rosa (ver apartado Caldos y Salsas)

2 rodajas de piña en almíbar

2 pepinillos en vinagre

1 huevo cocido

Aceite de oliva

ELABORACIÓN

Cocer las pechugas durante 12 min. Refrescar y picar en tiras finas.

Dorar la piña por ambos lados con un poco de aceite. Reservar y picar finamente.

Picar el huevo y los pepinillos y mezclar el resto de los ingredientes con la salsa rosa.

Tostar el pan y cubrir con el relleno.

TRUCO

Se puede hacer también con trocitos de jamón cocido e incluso con atún en conserva.

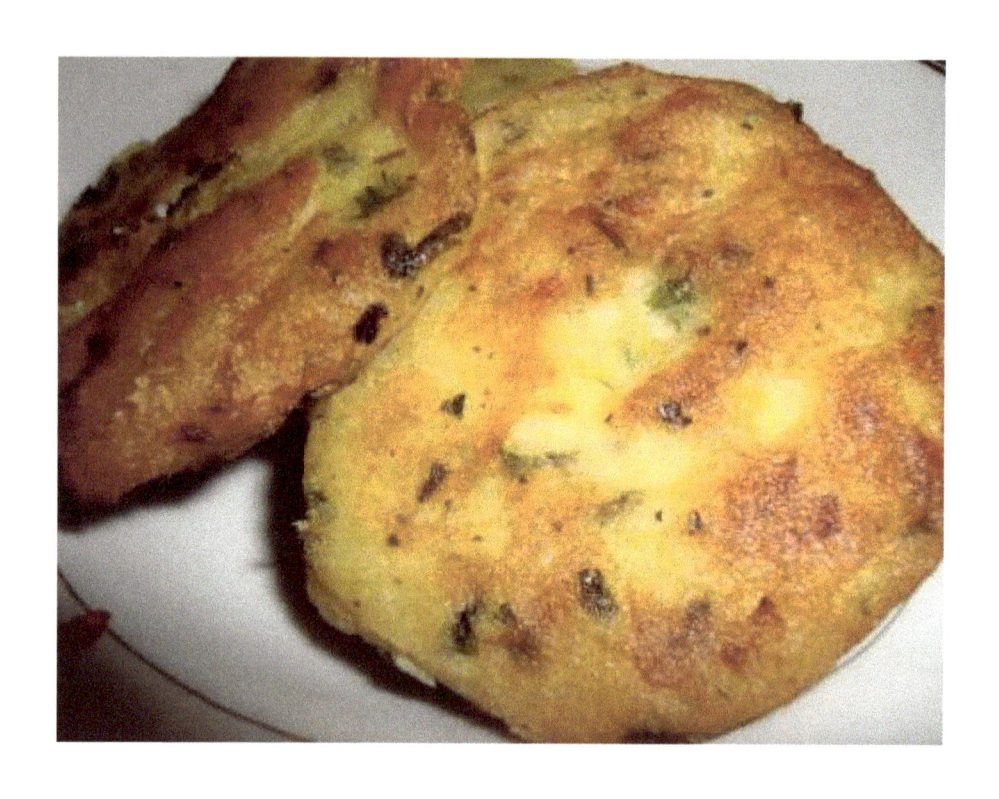

ENSALADA CAMPERA

INGREDIENTES

4 **patatas grandes**

150 **g de atún en conserva**

20 **aceitunas**

4 **huevos cocidos**

4 **tomates**

2 **pepinos**

2 **pimientos verdes**

1 **cebolla grande**

Vinagre

Aceite de oliva

Sal

ELABORACIÓN

Pelar y cortar las patatas en trozos medianos. Cocerlas desde agua fría con sal a fuego medio hasta que estén hechas. Colar y refrescar.

Lavar y cortar las hortalizas en trozos regulares. Hacer una vinagreta con 3 partes de aceite por 1 de vinagre, y sazonar con un poco de sal.

Mezclar todos los ingredientes en un bol y aliñar con la vinagreta.

TRUCO

Se puede rehogar en el aceite 1 cucharada de pimentón dulce durante 5 s. Luego, dejar que se enfríe y mezclar con la vinagreta.

ENSALADA ALEMANA

INGREDIENTES

1 **kg de patatas**

75 **g de pepinillos en vinagre**

8 **cucharadas de mahonesa**

4 **cucharadas de mostaza**

8 **salchichas**

1 **cebolleta**

1 **manzana**

Sal y pimienta

ELABORACIÓN

Pelar las patatas, cortarlas en trozos y cocerlas en agua. Dejar enfriar.

Partir en trocitos la cebolleta y la manzana, y en rodajas las salchichas y los pepinillos.

Mezclar en un bol la mahonesa y la mostaza, e incorporar el resto de los ingredientes. Salpimentar al gusto.

TRUCO

Es una receta completísima, ya que lleva verduras, fruta y carne. Se puede hacer también con una mostaza dulce.

ENSALADA DE ARROZ

INGREDIENTES

200 g de arroz

150 g de jamón de York

35 g de aceitunas sin hueso

6 alcaparras

3 pepinillos en vinagre

1 cebolleta pequeña

1 tomate pequeño

1 pimiento verde

Salsa rosa (ver apartado Caldos y Salsas)

ELABORACIÓN

Cocer el arroz, colar, refrescar y reservar en frío.

Cortar finamente la cebolleta, las alcaparras, las aceitunas, el tomate, el pimiento y los pepinillos, y partir el jamón de York en trocitos.

Juntar todos los ingredientes con el arroz y aderezar con la salsa rosa.

TRUCO

Se puede añadir también atún en conserva, taquitos de queso, pimientos del piquillo en tiras, etc.

ENSALADA MIXTA

INGREDIENTES

100 g de atún

20 aceitunas sin hueso

4 espárragos blancos en conserva

3 huevos cocidos

2 tomates

1 lechuga romana

1 zanahoria rallada

1 cebolla

Vinagre

Aceite de oliva

Sal

ELABORACIÓN

Lavar, desinfectar y cortar la lechuga en trozos medianos. Lavar y partir los tomates en octavos, y cortar los huevos en rodajas.

Hacer una vinagreta con 3 partes de aceite por 1 de vinagre con una pizca de sal.

Poner la lechuga en el fondo de una ensaladera y colocar el resto de los ingredientes encima. Aliñar con la vinagreta.

TRUCO

Una vez lavada la lechuga, meter sus hojas en agua con hielo. Esto hace que se queden más verdes y muy crujientes.

ENSALADA DE PIPIRRANA CALIENTE CON CHIPIRONES

INGREDIENTES

12 **chipirones limpios**

1 **pimiento verde italiano grande**

2 **dientes de ajo**

2 **tomates**

1 **cebolla**

1 **pepino**

9 **cucharadas de aceite de oliva**

3 **cucharadas de vinagre**

Sal

ELABORACIÓN

Limpiar las hortalizas y partirlas en trozos medianos. Pelar los pepinos y cortarlos del mismo tamaño.

Hacer una vinagreta mezclando el aceite, el vinagre y la sal. Aderezar la ensalada con la vinagreta y remover.

Calentar una sartén con un poco de aceite, dorar los chipirones durante 30 s por cada lado, salar e incorporar la pipirrana a la sartén. Calentar ligeramente y servir templado.

TRUCO

No hay que calentar en exceso la pipirrana, ya que el vinagre se evaporaría y se perdería su sabor.

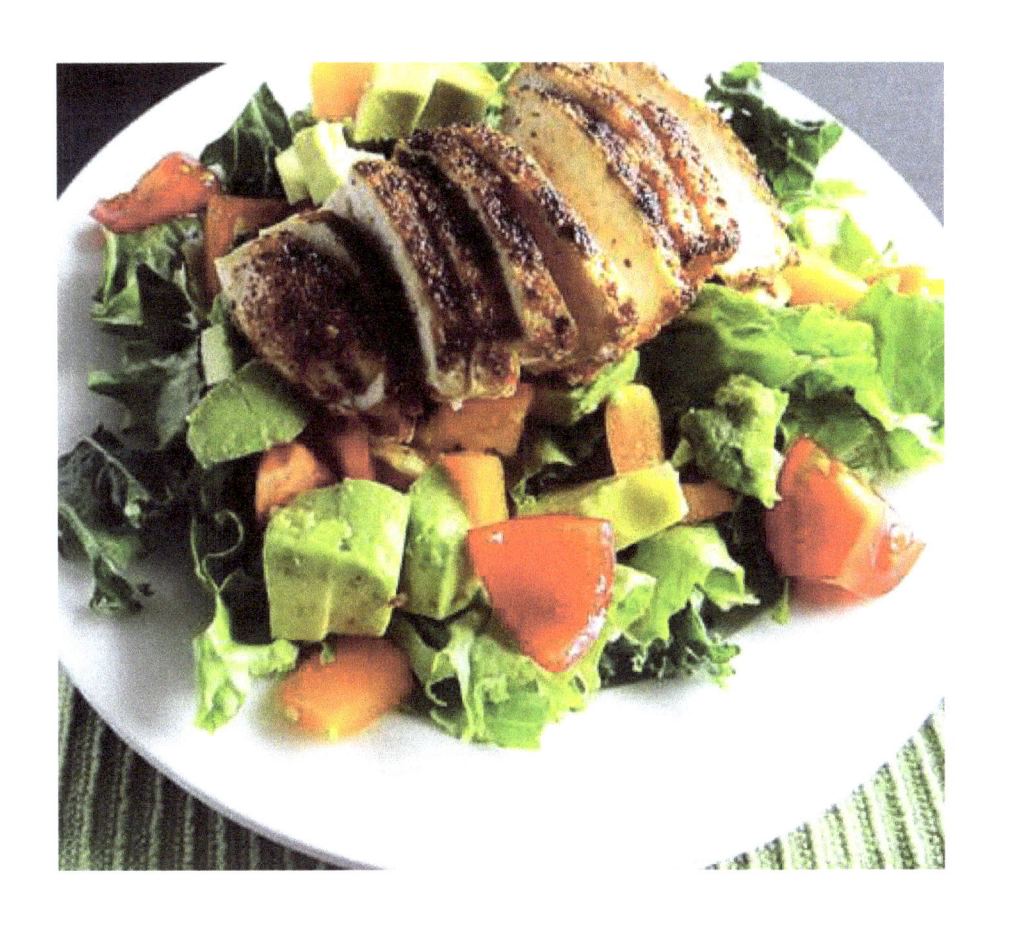

ENSALADA CAPRESE

INGREDIENTES

1 **kg de tomates**

250 **g de queso mozzarella**

½ **manojo de albahaca fresca**

Reducción de Módena (opcional)

Aceite de oliva virgen

Sal

ELABORACIÓN

Triturar la albahaca fresca con un poco de aceite. Cortar los tomates y la mozzarella en rodajas, y colocarlos en un plato.

Aliñar con el aceite de albahaca, sal y una reducción de Módena si se desea.

TRUCO

Se puede sustituir el aceite de albahaca por una estupenda sala pesto.

ENSALADILLA RUSA

INGREDIENTES

1 **kg patatas**

400 **g de zanahorias**

250 **g de guisantes**

400 **g de atún en aceite**

4 **huevos cocidos**

1 **pimiento del piquillo**

Aceitunas verdes

Mahonesa

Sal

ELABORACIÓN

Pelar y cortar en trozos medianos las patatas y las zanahorias. Cocerlas en recipientes diferentes a fuego lento para que no se rompan. Aparte, cocer los guisantes sin tapar para que no se pongan grises. Refrescar las verduras y dejar enfriar.

Poner en una ensaladera el atún, los huevos, las aceitunas y el pimiento cortados. Añadir las patatas, las zanahorias y los guisantes. Salar, salsear con mahonesa al gusto y remover. Resevar en frío hasta el momento de servir.

TRUCO

Triturar la mahonesa con remolacha cocida e incorporar a la ensaladilla. Según la cantidad que se utilice la ensaladilla será rosa o violeta, muy llamativa y con un ligero sabor a remolacha.

ENSALADA DE ALUBIAS BLANCAS CON BEICON Y NARANJA

INGREDIENTES

200 g de alubias blancas cocidas

200 g de beicon

2 naranjas

1 cebolleta

1 cucharada de mostaza

2 cucharadas de vinagre

9 cucharadas de aceite de oliva

Sal y pimienta

ELABORACIÓN

Cortar el beicon en tiras y dorarlo en un poco de aceite. Reservar.

Cortar la cebolla en juliana fina. Lavar bien las judías. Sacar gajos de las naranjas y limpiar de la piel blanquecina que los recubre.

Hacer una vinagreta con el aceite, el vinagre y la mostaza.

Mezclar todos los ingredientes con la vinagreta y salpimentar.

TRUCO

La perdiz escabechada es un acompañamiento perfecto para esta ensalada.

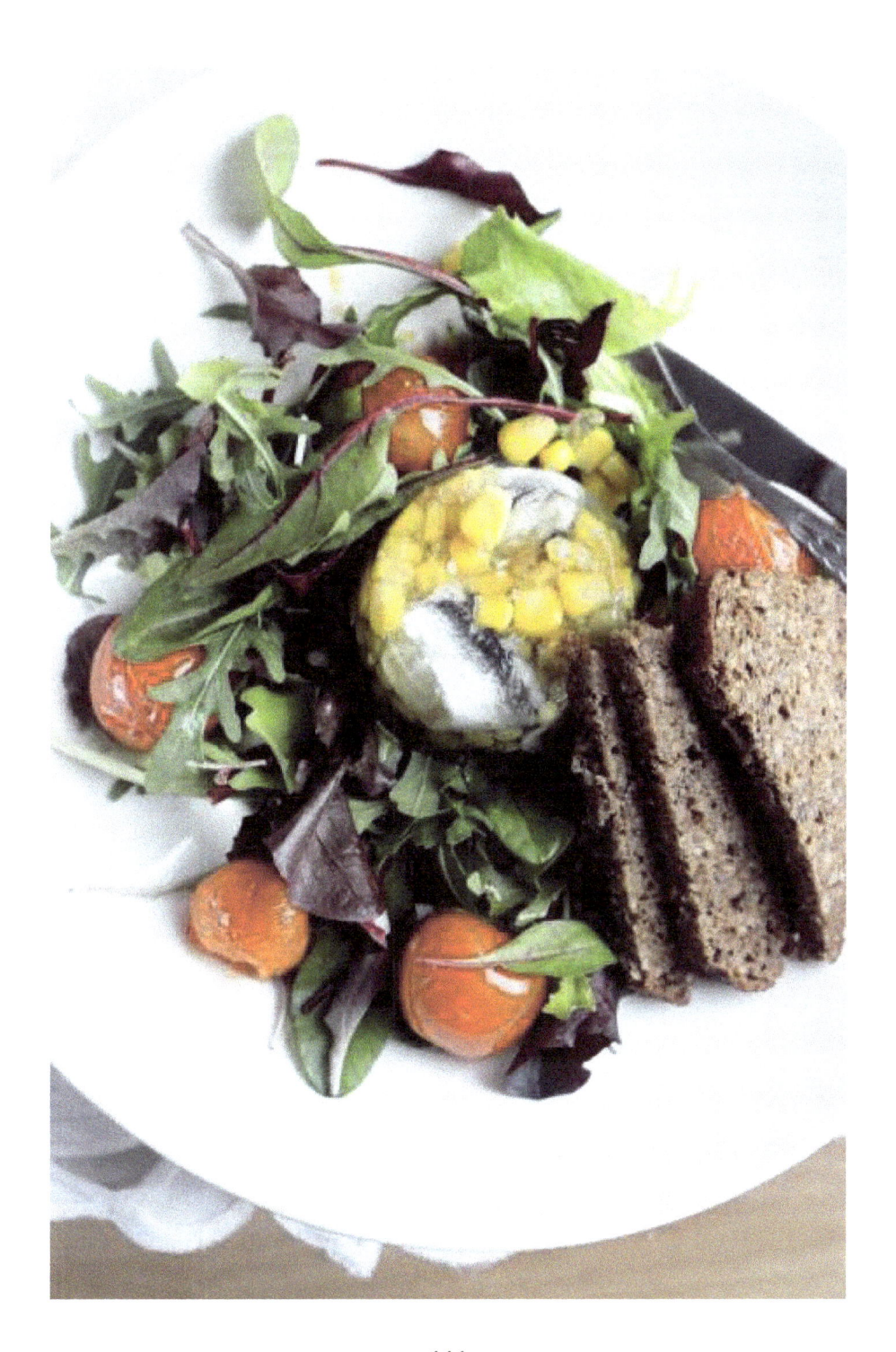

Lightning Source UK Ltd.
Milton Keynes UK
UKHW020817250521
384336UK00004B/97